Pallavi Ammu Thomas

"Das cinzas à ação: O papel da cessação tabágica no bem-estar global"

Pallavi Ammu Thomas

"Das cinzas à ação: O papel da cessação tabágica no bem-estar global"

"O preço do tabaco, o triunfo da cessação: uma exploração mundial"

Imprint

Any brand names and product names mentioned in this book are subject to trademark, brand or patent protection and are trademarks or registered trademarks of their respective holders. The use of brand names, product names, common names, trade names, product descriptions etc. even without a particular marking in this work is in no way to be construed to mean that such names may be regarded as unrestricted in respect of trademark and brand protection legislation and could thus be used by anyone.

Cover image: www.ingimage.com

This book is a translation from the original published under ISBN 978-620-7-63947-2.

Publisher:
Sciencia Scripts
is a trademark of
Dodo Books Indian Ocean Ltd. and OmniScriptum S.R.L publishing group

120 High Road, East Finchley, London, N2 9ED, United Kingdom
Str. Armeneasca 28/1, office 1, Chisinau MD-2012, Republic of Moldova, Europe
Printed at: see last page
ISBN: 978-620-7-61529-2

BENEFÍCIOS E IMPACTO DA CESSAÇÃO DO TABAGISMO NA ÍNDIA E NO MUNDO

CESSAÇÃO DO TABAGISMO

O consumo de tabaco é um fator de risco evitável para as doenças não transmissíveis, como a doença pulmonar obstrutiva crónica (DPOC) e as doenças cardiovasculares. Todos os anos, cerca de seis milhões de pessoas morrem em todo o mundo devido à exposição prolongada ao fumo passivo ou de primeira mão. A nível mundial, um dos instrumentos de orientação para o controlo do tabaco é a Convenção-Quadro da Organização Mundial de Saúde para o Controlo do Tabaco (CQCT da OMS). A convenção dá recomendações específicas para uma série de diferentes estratégias de controlo do tabaco que devem ser implementadas, tais como o desenvolvimento de orientações abrangentes para a cessação do tabagismo e a introdução de rótulos de advertência nas embalagens de cigarros. Uma abordagem para reduzir o consumo de tabaco que é recomendada nas directrizes para o tratamento da dependência do tabaco consiste em oferecer aconselhamento para deixar de fumar no contexto dos cuidados primários. O aconselhamento para a cessação tabágica prestado por médicos de clínica geral (GP) demonstrou aumentar as taxas de abandono do tabagismo. A diretriz de prática clínica do Serviço de Saúde Pública dos EUA contém uma abordagem abrangente do aconselhamento para a cessação tabágica em contextos de cuidados primários, que especifica as etapas individuais do aconselhamento, tais como a pergunta sobre o consumo de tabaco e a recomendação da utilização de auxiliares farmacológicos; a estratégia dos 5A's. Os 5A's referem-se a uma sequência de 5 estratégias de aconselhamento diferentes: "Ask" (perguntar a todos os doentes sobre o consumo de tabaco), "Advise" (aconselhar todos os utilizadores de tabaco a deixarem de fumar), "Assess" (avaliar a vontade de deixar de fumar), "Assist" (ajudar a deixar de fumar) e "Arrange" (organizar o acompanhamento). Exemplos de outras abordagens são o modelo ABC (Perguntar e documentar o estado do tabagismo, dar conselhos breves e encorajar a utilização de apoio à cessação) e a recomendação da Associação Americana de Médicos de Família (AAFP; Perguntar sobre o consumo de tabaco, aconselhar a deixar de consumir produtos do tabaco e fornecer intervenções comportamentais).[33]

Benefícios da cessação do tabagismo

As medidas agressivas de cessação do tabagismo resultam em vários benefícios que estão bem documentados. Estima-se que, se o consumo por parte dos adultos diminuísse 50% até ao ano 2020, poderiam ser evitadas cerca de 180 milhões de mortes relacionadas com o tabaco. A cessação do tabagismo não só é importante por si só, como também contribui para a prevenção do tabagismo em países onde o consumo de tabaco é considerado parte da norma cultural. A fim de reduzir as mortes e as doenças relacionadas com o tabaco, os actuais consumidores devem deixar de fumar. Embora este seja um passo fundamental na luta antitabaco, serão necessários esforços especiais para ajudar os actuais consumidores a abandonarem o consumo de tabaco. Tanto os fumadores como os utilizadores de tabaco sem combustão têm benefícios substanciais com a cessação do consumo. Os fumadores que deixam de fumar antes dos 50 anos de idade reduzem o seu risco de morrer nos 15 anos seguintes para metade do risco de um fumador que continue a fumar. Mesmo aqueles que deixam de fumar aos 60 anos de idade reduzem o seu risco de morte em 10% em comparação com os fumadores regulares. Sabe-se que a cessação do tabagismo produz uma diminuição imediata dos níveis de monóxido de carbono no sangue, a normalização da frequência do pulso e da pressão arterial e a restauração do paladar e do olfato. A cessação do consumo de tabaco sem combustão está associada a riscos reduzidos de cancro oral e lesões pré-cancerosas, doenças cardiovasculares e problemas dentários.

Os riscos de cancro do pulmão, de doença coronária e de doença pulmonar obstrutiva crónica também são significativamente reduzidos com a cessação do tabagismo. Se as potenciais mães deixarem de fumar antes de engravidarem, ou durante o primeiro trimestre de gravidez, o peso do bebé à nascença será provavelmente o mesmo que o das não fumadoras. Mesmo entre as mulheres grávidas que deixam de fumar mais tarde na gravidez, o peso dos bebés à nascença é superior ao das mulheres que continuam a fumar. A cessação do tabagismo também provoca alterações favoráveis no perfil lipídico e na deposição de gordura corporal. A cessação do tabagismo reduz ou elimina o risco de doenças induzidas pelo tabagismo passivo, especialmente nas crianças: pneumonia, bronquite, infecções do ouvido médio e exacerbações da asma brônquica.

Todos os profissionais de saúde devem, no mínimo:

— Serve de modelo sem tabaco para o público em geral;
— Abordar a dependência do tabaco como parte da sua prática habitual de cuidados;
— Avaliar a exposição ao fumo passivo e fornecer informações sobre como evitar qualquer exposição.

Os prestadores de cuidados primários estão numa posição única para ajudar os utilizadores de tabaco.

Se todos os prestadores de cuidados primários fizerem perguntas de rotina sobre o consumo de tabaco e aconselharem os consumidores de tabaco a deixarem de fumar, têm potencial para chegar a mais de 80% de todos os consumidores de tabaco por ano; levar 40% dos casos a fazer uma tentativa de deixar de fumar; e ajudar 2-3% dos que recebem conselhos breves a deixarem de fumar com êxito. Ajudar os doentes a deixar de fumar como parte da prática de rotina dos prestadores de cuidados primários demora apenas três a cinco minutos e é viável, eficaz e eficiente. O algoritmo que se segue pode guiá-lo na aplicação das intervenções breves sobre o tabaco dos 5A's e 5R's aos doentes nos cuidados primários (Figura 41).

Todos os profissionais de saúde devem também promover políticas antitabágicas, especialmente nos locais onde são prestados serviços, para que os seus doentes não sejam expostos ao fumo passivo nas suas instalações de saúde. Ao disporem de instalações sem fumo, os profissionais de saúde podem encorajar os seus doentes a viverem numa casa sem fumo e a trabalharem num local de trabalho sem fumo, o que os ajudará a evitar a exposição ao fumo passivo.

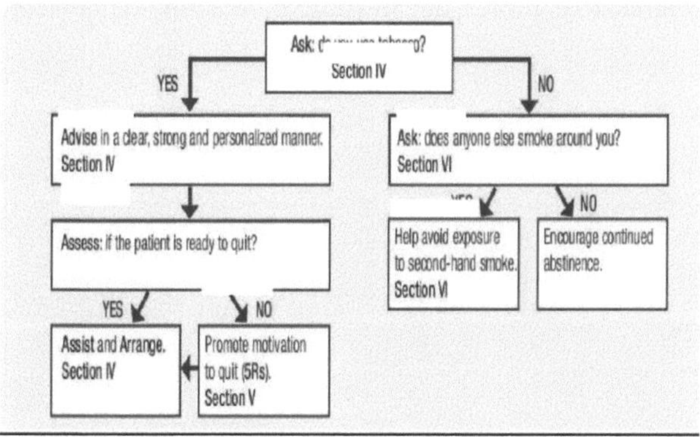

Figura 1- Algoritmo para efetuar intervenções breves sobre o tabaco

Barreiras à cessação do tabagismo

Um obstáculo significativo à cessação do tabagismo e a uma prevenção eficaz é a falta de conhecimentos sobre os efeitos do consumo de tabaco na saúde. Foi demonstrado que um conhecimento mais fraco dos riscos do tabagismo está associado à iniciação ao tabagismo entre os estudantes do ensino básico e secundário. Os hábitos culturais profundamente enraizados também mantêm o consumo de tabaco, sobretudo nas zonas rurais. Outro obstáculo é a falta de aconselhamento e apoio para deixar de fumar. Os prestadores de cuidados de

5

saúde podem também não ter a motivação necessária para empreender actividades de cessação do tabagismo. A formação inadequada nos estabelecimentos de saúde e a falta de recursos e de financiamento governamental são factores que podem impedir os prestadores de cuidados de saúde de empreenderem actividades de cessação tabágica. Outro obstáculo é o consumo de tabaco pelo próprio profissional de saúde. O Inquérito Global aos Estudantes Profissionais de Saúde revelou que 13,5% dos estudantes de medicina e 11,4% dos estudantes de medicina dentária do sexo masculino consumiam tabaco. A falta de formação e de sensibilização dos profissionais de saúde limita a avaliação e a intervenção sobre o consumo de tabaco.[34]

DESAFIOS PARA DEIXAR DE FUMAR

Para que possa ajudar os fumadores a planear e a tentar deixar de fumar, é importante que se familiarize com os desafios e obstáculos mais comuns para deixar de fumar e com as estratégias e aptidões eficazes para os enfrentar. Cada pessoa tem diferentes razões para fumar e para não deixar de fumar. As suas razões são normalmente classificadas em três categorias, tais como dependência física, ligações comportamentais e sociais e ligações psicológicas ou emocionais.

DEPENDÊNCIA FÍSICA

A nicotina, uma substância química que causa dependência nos produtos do tabaco, afecta os sistemas de dopamina no cérebro do fumador e aumenta o número de receptores nicotínicos no cérebro. Enquanto fumador, o seu cérebro e corpo habituam-se a funcionar com um determinado nível de nicotina. Se deixar de fumar, o seu nível de nicotina cairá drasticamente uma ou duas horas após o último cigarro, o que o levará a desejar a nicotina (cigarros) e a ter sintomas de abstinência. Os sintomas de abstinência da nicotina que podem ocorrer quando se deixa subitamente de fumar, tais como dores de cabeça, tosse, desejos, aumento do apetite ou do peso, alterações de humor (tristeza, irritabilidade, frustração ou raiva), inquietação, diminuição do ritmo cardíaco, dificuldade de concentração, sintomas semelhantes aos da gripe e insónias, podem constituir um grande obstáculo à tentativa de deixar de fumar ou de o manter. A boa notícia é que estes sintomas são normalmente temporários (2-4 semanas) e nem todas as pessoas apresentam sintomas de abstinência. Existem também métodos eficazes disponíveis para ajudar os doentes a ultrapassá-los.

Existem duas formas de lidar com os sintomas de abstinência da nicotina: terapias cognitivo-comportamentais e terapias farmacológicas/medicamentosas (terapias de substituição da nicotina, Bupropiona e Vareniclina)

LIGAÇÕES EMOCIONAIS/PSICOLÓGICAS

Os fumadores associam os cigarros e o ato de fumar a determinadas emoções, pensamentos e crenças através do processo de abstinência e do "condicionamento operante". Parte de deixar de fumar implica quebrar essas ligações subconscientes. É importante trabalhar com os seus doentes para descobrir as ligações entre o tabaco e os seus sentimentos e crenças que os fumadores formam e para os ajudar a desmistificar as crenças negativas sobre o tabaco e o abandono do tabaco (por exemplo, "fumar ajuda-me a relaxar", "fumar não é realmente prejudicial"). Pode recordar aos fumadores os riscos de fumar e os benefícios de deixar de fumar. Também pode sugerir aos doentes que criem auto-conversas positivas para os ajudar a formular pensamentos positivos.

BENEFÍCIOS PARA A SAÚDE AO DEIXAR DE FUMAR

Ajudar os seus doentes a deixar de fumar é a melhor coisa que pode fazer para melhorar a sua saúde. Deixar de fumar traz benefícios imediatos e a longo prazo para a saúde de todos os fumadores. Ao deixar de fumar, pode prolongar a vida do doente até 10 anos. É importante ajudar os seus doentes a deixarem de fumar o mais rapidamente possível, para que possam alcançar estas alterações benéficas para a saúde e viver uma vida mais longa e saudável. (Quadro 6).

Fact sheet: Health benefits of smoking cessation	
A. There are immediate and long term health benefits of quitting for all smokers.	
Time since quitting	Beneficial health changes that take place
Within 20 minutes	Your heart rate and blood pressure drop.
12 hours	The carbon monoxide level in your blood drops to normal.
2-12 weeks	Your circulation improves and your lung function increases.
1-9 months	Coughing and shortness of breath decrease.
1 year	Your risk of coronary heart disease is about half that of a smoker.

Time since quitting	Beneficial health changes that take place
5 years	Your stroke risk is reduced to that of a non-smoker 5 to 15 years after quitting.
10 years	Your risk of lung cancer falls to about half that of a smoker and your risk of cancer of the mouth, throat, esophagus, bladder, cervix, and pancreas decreases.
15 years	The risk of coronary heart disease is that of a non-smoker's.
B. Benefits for all ages and people who have already developed smoking-related health problems. They can still benefit from quitting.	
Time of quitting smoking	Benefits in comparison with those who continued
At about 30	Gain almost 10 years of life expectancy
At about 40	Gain 9 years of life expectancy
At about 50	Gain 6 years of life expectancy
At about 60	Gain 3 years of life expectancy
After the onset of life-threatening disease	Rapid benefit, people who quit smoking after having a heart attack reduce their chances of having another heart attack by 50 per cent.
C. Quitting smoking decreases the excess risk of many diseases related to second-hand smoke in children, such as respiratory diseases (e.g., asthma) and ear infections.	
D. Quitting smoking reduces the chances of impotence, having difficulty getting pregnant, having premature births, babies with low birth weights, and miscarriage.	

Quadro-1 Ficha informativa: Benefícios para a saúde da cessação tabágica

BENEFÍCIOS ECONÓMICOS

Deixar de fumar também tem benefícios financeiros muito claros e tangíveis para os fumadores. Pode utilizar o exercício "Deixar de fumar e poupar" para ajudar os doentes a compreender quanto dinheiro podem poupar se deixarem de fumar.

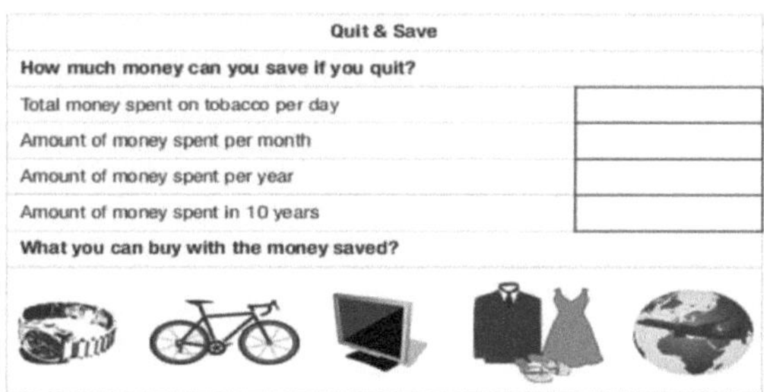

Figura 2- Benefícios económicos de deixar de fumar

BENEFÍCIOS SOCIAIS

Depois de deixarem de fumar, os doentes sentir-se-ão menos isolados - deixar de fumar significa que podem ir a qualquer lado e não apenas onde podem fumar. Melhorarão as suas relações com a família, amigos e empregadores. Serão mais produtivos - não têm de estar sempre a parar o que estão a fazer para fumar. Poderão alargar as suas interacções sociais. Quando os doentes deixam de fumar, os seus filhos têm menos probabilidades de começar a fumar e mais probabilidades de deixar de fumar se já fumarem.

LIGAÇÕES COMPORTAMENTAIS E SOCIAIS

Fumar é um hábito - um hábito viciante. Está tão intimamente ligado às actividades diárias do fumador. Para deixar de fumar, o fumador tem de quebrar estas ligações que formaram o hábito. Deve trabalhar com os seus doentes para descobrir que comportamento ou ação tem estado associado ao tabagismo e identificar estratégias ou actividades eficazes para quebrar as ligações. É importante lembrar que estes três tipos de desafios não são necessariamente obstáculos distintos.

O modelo dos 5A's para ajudar os doentes prontos a deixar de fumar

Os 5As (Ask, Advise, Assess, Assist, Arrange) resumem todas as actividades que um prestador de cuidados de saúde primários pode realizar para ajudar um utilizador de tabaco no espaço de 3-5 minutos num contexto de cuidados de saúde primários. Este modelo pode guiá-lo através do processo correto para falar com os pacientes que estão prontos para deixar o consumo de tabaco e dar conselhos. A ação e as estratégias para implementar cada um dos 5As são apresentadas abaixo (Quadro 2).

5A's	Action	Strategies for implementation
Ask - Systematically identify all tobacco users at every visit.	• Ask **ALL** of your patients at every encounter if they use tobacco and document it. • Make it part of your routine.	• Tobacco use should be asked about in a friendly way – it is not an accusation. • Keep it simple, some sample questions may include: – "Do you smoke cigarettes?" – "Do you use any tobacco products?" • Tobacco use status should be included in all medical notes. Countries should consider expanding the vital signs to include tobacco use or using tobacco use status stickers on all patient charts or indicating tobacco use status via electronic medical records.

| Advise -
Persuade all tobacco users that they need to quit | • Urge every tobacco user to quit in a clear, strong and personalized manner. | Advice should be:
• **Clear** – "It is important that you quit smoking (or using chewing tobacco) now, and I can help you." "Cutting down while you are ill is not enough." "Occasional or light smoking is still dangerous."
• **Strong** – "As your doctor, I need you to know that quitting smoking is the most important thing you can do to protect your health now and in the future. We are here to help you."
• **Personalized** – Tie tobacco use to:
– *Demographics:* For example, women may be more likely to be interested in the effects of smoking on fertility than men.
– *Health concerns:* Asthma sufferers may need to hear about the effect of smoking on respiratory function, while those with gum disease may be interested in the effects of smoking on oral health. "Continuing to smoke makes your asthma worse, and quitting may dramatically improve your health."
– *Social factors:* People with young children may be motivated by information on the effects of second-hand smoke, while a person struggling with money may want to consider the financial costs of smoking. "Quitting smoking may reduce the number of ear infections your child has."
In some cases, how to tailor advice for a particular patient may not always be obvious. A useful strategy may be to ask the patient:
– "*What* do you not like about being a smoker?"
The patient's answer to this question can be built upon by you with more detailed information on the issue raised.
– Example:
Doctor: "What do you not like about being a smoker?"
Patient: "Well, I don't like how much I spend on tobacco."
Doctor: "Yes, it does build up. Let's work out how much you spend each month. Then we can think about what you could buy instead!" |

| Assess -
Determine readiness to make a quit attempt | • Ask two questions in relation to "importance" and "self-efficacy":
1. "Would you like to be a non-tobacco user?"
2. "Do you think you have a chance of quitting successfully?" | • Any answer in the shaded area indicates that the tobacco user is NOT ready to quit. In these cases you should deliver the 5 R's intervention (see Session V). |

| | | Question 1 | Yes | Unsure | No |
| | | Question 2 | Yes | Unsure | No |

• If the patient is ready to go ahead with a quit attempt you can move on to **Assist** and **Arrange** steps.

| Assist -
Help the patient in making an attempt to make his or her daily life environment smoke-free | • Assist your patient in developing an action plan to reduce their exposure to SHS. | • Use MAD-TEA to help your patient plan what they can do:
– Meet their friends at spaces in the community that are smoke free
– Ask family members and visitors to smoke outside
– Declare their home and personal spaces (e.g. their car) to be smoke free
– Talk to family members and people they work with about the risks of secondhand smoke
– Encourage family members, friends, and workmates who smoke to stop
– Advocate comprehensive smoke-free laws or regulations in workplaces and public places. |
| Arrange -
Schedule follow-up contacts | • Arrange a follow-up contact after around one week to provide necessary support. | • **When:** The first follow up contact should be arranged after one week.
• **How:** Use practical methods such as telephone, personal visit and mail/email to do the follow up. Following up with patients is recommended to be done through teamwork if possible.
• **What:**
– Congratulate them on their success if the patients have reduced exposure.
– Identify problems already encountered and anticipate challenges.
– Provide necessary support.
– Schedule next follow up contact. |

Quadro 2: Acções e estratégias para a implementação da intervenção dos 5A's para os doentes que estão prontos para deixar de fumar

O modelo dos 5 R's para aumentar a motivação para deixar de fumar

Os 5 R's - relevância, riscos, recompensas, obstáculos e repetição - são as áreas de conteúdo que devem ser abordadas numa intervenção de aconselhamento motivacional para ajudar aqueles que não estão preparados para deixar de fumar. Se o seu doente não quiser deixar de fumar (não acha que deixar de fumar é importante), dedique mais tempo aos "Riscos" e às "Recompensas". Se o seu doente quiser deixar de fumar, mas achar que não consegue deixar de fumar com êxito (não se sente confiante na sua capacidade de deixar de fumar), dedique mais tempo aos "Obstáculos". Se os doentes continuarem a não estar dispostos a deixar de fumar, termine de forma positiva com um convite para que voltem a contactá-lo se mudarem de ideias. (O Quadro 3) resume algumas estratégias úteis para realizar uma breve intervenção motivacional nos cuidados primários.

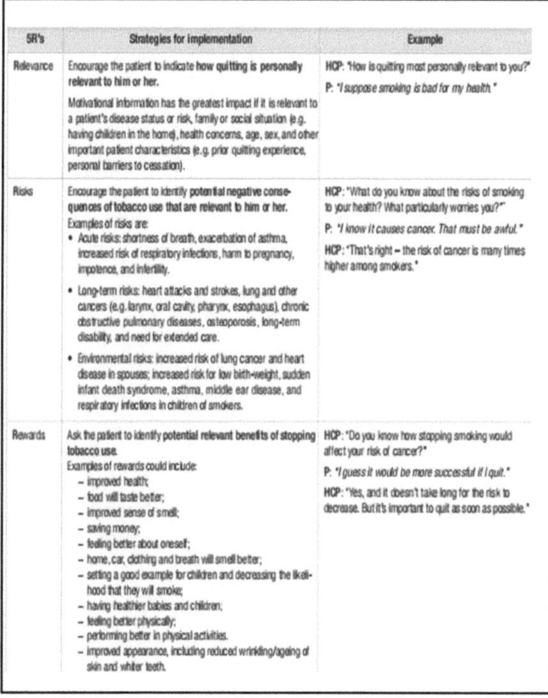

5R's	Strategies for implementation	Example
Relevance	Encourage the patient to indicate how quitting is personally relevant to him or her. Motivational information has the greatest impact if it is relevant to a patient's disease status or risk, family or social situation (e.g. having children in the home), health concerns, age, sex, and other important patient characteristics (e.g. prior quitting experience, personal barriers to cessation).	HCP: "How is quitting most personally relevant to you?" P: "I suppose smoking is bad for my health."
Risks	Encourage the patient to identify potential negative consequences of tobacco use that are relevant to him or her. Examples of risks are: • Acute risks: shortness of breath, exacerbation of asthma, increased risk of respiratory infections, harm to pregnancy, impotence, and infertility. • Long-term risks: heart attacks and strokes, lung and other cancers (e.g. larynx, oral cavity, pharynx, esophagus), chronic obstructive pulmonary diseases, osteoporosis, long-term disability, and need for extended care. • Environmental risks: increased risk of lung cancer and heart disease in spouses; increased risk for low birth-weight, sudden infant death syndrome, asthma, middle ear disease, and respiratory infections in children of smokers.	HCP: "What do you know about the risks of smoking to your health? What particularly worries you?" P: "I know it causes cancer. That must be awful." HCP: "That's right – the risk of cancer is many times higher among smokers."
Rewards	Ask the patient to identify potential relevant benefits of stopping tobacco use. Examples of rewards could include: – improved health; – food will taste better; – improved sense of smell; – saving money; – feeling better about oneself; – home, car, clothing and breath will smell better; – setting a good example for children and decreasing the likelihood that they will smoke; – having healthier babies and children; – feeling better physically; – performing better in physical activities. – improved appearance, including reduced wrinkling/ageing of skin and whiter teeth.	HCP: "Do you know how stopping smoking would affect your risk of cancer?" P: "I guess it would be more successful if I quit." HCP: "Yes, and it doesn't take long for the risk to decrease. But it's important to quit as soon as possible."

5R's	Strategies for implementation	Example
Roadblocks	Ask the patient to identify barriers or impediments to quitting and provide treatment (problem-solving counselling, medication) that could address barriers. Typical barriers might include: – withdrawal symptoms; – fear of failure; – weight gain; – lack of support; – depression; – enjoyment of tobacco; – being around other tobacco users; – limited knowledge of effective treatment options.	HCP: "So what would be difficult about quitting for you?" P: "Cravings – *they would be awful!*" HCP: "We can help with that. We can give you nicotine replacement therapy (NRT) that can reduce the cravings." P: "Does *that really work?*" HCP: "You still need will-power, but study shows that NRT can double your chances of quitting successfully."
Repetition	Repeat assessment of readiness to quit. If still not ready to quit repeat intervention at a later date. The motivational intervention should be repeated every time an unmotivated patient visits the clinic setting.	HCP: "So, now we've had a chat, let's see if you feel differently. Can you answer these questions again...?" (Go back to the Assess stage of the 5A's. If ready to quit then proceed with the 5A's. If not ready to quit, end intervention positively by saying "This is a difficult process but I know you can get through it and I am here to help you".)
HCP: health-care provider; P: patient		

Quadro-3 A intervenção motivacional breve dos 5R para os doentes que não estão preparados para deixar de fumar

Os 5A's para evitar a exposição ao fumo passivo

Se o seu doente não for fumador, pode oferecer-lhe um breve conselho para o informar sobre os perigos do fumo passivo (FSS) e ajudá-lo a evitar a exposição ao FSS. Abaixo encontram-se acções e estratégias para utilizar o modelo dos 5A's para ajudar os doentes a evitar a exposição ao fumo passivo (Quadro 4).[35]

5A's	Action	Strategies for implementation
Ask - Systematically identify non-smoking patients who are exposed to SHS at every visit	• Ask **ALL** of your non-smoking patients at every encounter if they are exposed to SHS. • Make it part of your routine.	• Keep it simple. For example: – **"Does anyone else smoke around you"** • Countries should consider including the information on SHS in all medical notes.
Advise - Persuade the patient to avoid exposure to SHS	• Educate every patient who is exposed to SHS about the dangers of SHS and advise them to avoid it.	• Your advice should be clear, positive, and tailored to that specific patient's characteristics and circumstances. For example, *"There is no safe level of exposure, it is important that you avoid exposure to SHS, which may dramatically reduce e your respiratory symptoms."*
Assess - Determine the patient's willingness to reduce exposure to SHS	• Assess if the patient is willing to reduce his or her SHS or not. • Assess where the patient is exposed to SHS and whether there is a possibility to reduce the patient's exposure.	• Have your patient list off all the common places where they can be around secondhand smoke. Common examples include: – Place of employment – Restaurants – Bars – Their home – Recreational settings • Encourage your patient to assess the possibility of reduce exposure to SHS in each place. Some places, for example, exposure to SHS at home, the patient would have a high possibility to reduce exposure by encouraging his or her family to quit or to smoke outside.

Assist - Help the patient in making an attempt to make his or her daily life environment smoke-free	• Assist your patient in developing an action plan to reduce their exposure to SHS.	• Use MAD-TEA to help your patient plan what they can do: — Meet their friends at spaces in the community that are smoke free — Ask family members and visitors to smoke outside — Declare their home and personal spaces (e.g. their car) to be smoke free — Talk to family members and people they work with about the risks of secondhand smoke — Encourage family members, friends, and workmates who smoke to stop — Advocate comprehensive smoke-free laws or regulations in workplaces and public places.
Arrange - Schedule follow-up contacts	• Arrange a follow-up contact after around one week to provide necessary support.	• **When:** The first follow up contact should be arranged after one week. • **How:** Use practical methods such as telephone, personal visit and mail/email to do the follow up. Following up with patients is recommended to be done through teamwork if possible. • **What:** — Congratulate them on their success if the patients have reduced exposure. — Identify problems already encountered and anticipate challenges. — Provide necessary support. — Schedule next follow up contact.

Quadro 4 - As intervenções breves sobre o tabaco dos 5A's para reduzir a exposição ao fumo passivo

SERVIÇOS DE CESSAÇÃO DO TABAGISMO NA ÍNDIA

Embora o consumo de tabaco esteja a diminuir em muitos países desenvolvidos, está a aumentar nos países em desenvolvimento, como a Índia. De acordo com o último Global Adult Tobacco Survey (GATS), representativo a nível nacional, a Índia tinha 275 milhões de consumidores de tabaco no ano de 2009-2010 (mais de 35% dos adultos): a maioria deles consumia tabaco sem combustão (164 milhões) e 42 milhões consumiam ambas as formas de tabaco. Estima-se que um milhão de pessoas morrem todos os anos devido a doenças relacionadas com o tabaco na Índia. A fim de reduzir o impacto da morbilidade e da mortalidade relacionadas com o tabaco, precisamos de uma combinação de estratégias destinadas a evitar a iniciação ao tabaco por parte dos não consumidores e a cessação do consumo de tabaco entre os actuais consumidores. Mais de metade dos actuais consumidores de tabaco morrerão de doenças relacionadas com o tabaco se não deixarem de fumar. A cessação do consumo de tabaco é a única forma de salvar os actuais consumidores de tabaco da mortalidade e morbilidade relacionadas com o tabaco a curto prazo. Por conseguinte, é essencial prestar serviços de cessação do tabagismo aos actuais consumidores de tabaco.[36] Até 2002, não havia serviços formais de cessação do tabagismo disponíveis em toda a Índia. As primeiras clínicas formais de cessação do tabagismo na Índia foram criadas em 2002, por iniciativa conjunta do Ministério da Saúde e do Bem-Estar Familiar, do Governo da Índia e da OMS. A fase inicial envolveu a criação de clínicas de cessação do tabagismo na Índia e o desenvolvimento de modelos de cessação. Subsequentemente, estas clínicas expandiram-se para incluir questões de formação, sensibilização e promoção e foram novamente designadas como centros de cessação do tabagismo em 2005. Atualmente, prevê-se que estes centros de cessação do tabagismo sejam integrados no Programa Nacional de Controlo do Tabagismo (PNCT). O objetivo destas clínicas era desenvolver modelos de intervenção para a cessação do tabagismo para fumadores e utilizadores de tabaco sem combustão, gerar experiência na realização destas intervenções e, finalmente, estudar a viabilidade da implementação destas intervenções e a sua aceitação. Iniciaram a criação de clínicas de cessação tabágica (TCCs) nas suas instituições. O espaço para as clínicas foi disponibilizado pelas respectivas instituições. Todas as TCCs se reúnem todos os anos para se avaliarem e formularem estratégias futuras sob o controlo direto do Ministério da Saúde e da OMS.

1. **Clínica de Cessação do Tabaco (baseada em OPD e baseada na Comunidade)** Os serviços de TCC são prestados regularmente em diferentes partes do país. As actividades clínicas incluem

a. Registo e documentação do perfil de consumo de tabaco em pormenor

b. Aconselhamento em grupo

c. Aconselhamento individual/aconselhamento de familiares

d. Monitorização do monóxido de carbono (CO)

e. Farmacoterapia

f. Acompanhamento regular com aconselhamento breve em cada visita

g. Aconselhamento telefónico para os incumpridores

h. Cartas postais a pessoas que não têm acesso a serviços telefónicos

i. Visitas domiciliárias de assistentes sociais, sempre que necessário

j. Interação com os desistentes durante os programas educativos

k. Felicitação dos desistentes/Distribuição de certificados aos desistentes

2. **Os trabalhos de investigação são igualmente efectuados por diferentes TCC**

3. **Programas educativos**

4. **Preparação e apresentação de material didático**

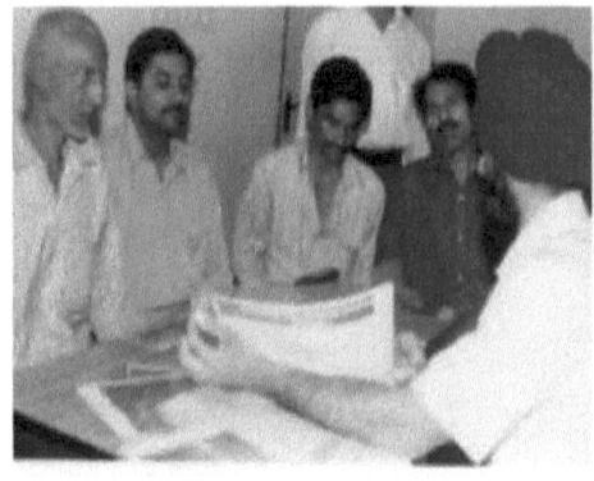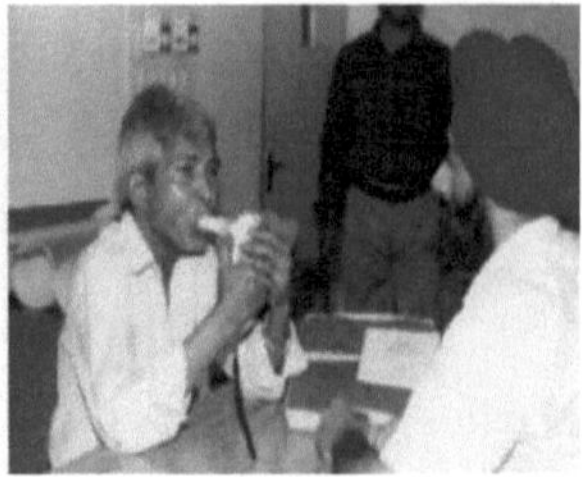

Fig.3 Aconselhamento de grupo em curso na clínica de cessação do tabagismo Monitorização do CO do ar expirado num fumador

PARA UM PROGRAMA NACIONAL DE CONTROLO DO TABACO

O Ministério da Saúde e do Bem-Estar Familiar do Governo da Índia criou um Programa Nacional de Controlo do Tabaco (PNCT), e a experiência adquirida pelos Centros de Cessação do Tabagismo será valiosa para reforçar a consecução do objetivo do PNCT.[37]

Reconhecendo a importância da cessação do tabagismo, o Ministério da Saúde e do Bem-Estar Familiar do Governo da Índia, com o apoio da Representação da Organização Mundial de Saúde na Índia, criou, em 2002, 13 clínicas de cessação do tabagismo (TCC), que aumentaram posteriormente para 19, a fim de proporcionar intervenções de cessação do tabagismo. Os objectivos destas clínicas eram desenvolver estratégias de cessação para fumadores e utilizadores de tabaco sem combustão, gerar experiência em intervenções de cessação do tabagismo e descobrir a viabilidade de aumentar estas estratégias de intervenção. Nos primeiros cinco anos, 34 741 consumidores de tabaco frequentaram estas clínicas e foram registadas informações de base sobre 23 320. Apenas 69% dos utilizadores receberam intervenção comportamental e os restantes 31% receberam intervenção comportamental e farmacoterapia. Na sexta semana de acompanhamento, 14% referiram ter deixado completamente o tabaco e outros 22% referiram uma redução dos danos (redução do consumo de tabaco em pelo menos 50% do consumo inicial). O número limitado de utilizadores de tabaco que acedem a estas clínicas e a proporção muito baixa de utilizadores de tabaco de zonas rurais foram as principais desvantagens destas clínicas.[36]

A Índia tomou duas iniciativas importantes para prestar serviços eficazes de cessação do tabagismo aos consumidores de tabaco que querem deixar de fumar. O Ministério da Saúde e do Bem-Estar Familiar (MoHFW), Governo da Índia (GoI), estabeleceu uma parceria com a OMS e a União Internacional das Telecomunicações (UIT) para lançar uma iniciativa pan-indiana "mTobaccoCessation", tirando partido da tecnologia móvel para oferecer serviços de cessação do tabagismo.

Qualquer utilizador de tabaco, incluindo um utilizador de SLT, que deseje deixar de fumar pode telefonar para 011-22901701 para se registar, ou pode também registar-se através de http://www.nhp.gov.in/quit-tobacco/registration. Durante um período de seis meses, é enviado um pacote global de cerca de 150 SMS para ajudar as pessoas que se inscrevem no programa a deixar de fumar. Foi criado um ID de remetente específico para o envio de SMS em massa para fins promocionais. Além disso, foi criada uma ID de correio eletrónico dedicada quittobacco@gov.in para o envio de mailers em intervalos regulares para a promoção do projeto e para informar as pessoas em geral sobre os efeitos nocivos do consumo de tabaco. Lançada em 15 de janeiro de 2016, a iniciativa foi um êxito imediato entre os consumidores de tabaco na Índia, com cerca de 1,60 milhões de registos nos primeiros dias de lançamento. A OMS - UIT está empenhada em alargar a intervenção na Índia e nos restantes países da região de forma faseada. Além disso, foi criada na Índia uma linha nacional de apoio ao abandono do tabaco com o objetivo de prestar à comunidade serviços rentáveis de abandono do tabaco. A linha nacional de apoio ao abandono do tabaco (1800-11-2356) é gerida pelo Vallabhbhai Patel Chest Institute, Nova Deli, em nome do MOHFW, GoI. Atualmente, a linha de abandono do tabaco está disponível em duas línguas - inglês e hindi. Para começar, a pessoa que telefona é registada na linha de apoio. Em seguida, é-lhe pedido que fixe uma data para deixar de fumar, que deverá ser nos próximos 7 a 10 dias. É enviado à pessoa que telefona, por correio eletrónico, um pacote completo para deixar de fumar. A sequência atual das chamadas é a seguinte Telefonema 1 (telefonema feito por qualquer pessoa que queira deixar de fumar); Telefonema 2 (telefonema pré-data de abandono do tabaco feito por um conselheiro 3-4 dias antes da data planeada para deixar de fumar); Telefonema 3 (telefonema para a data de abandono do tabaco feito por um conselheiro na data planeada para deixar de fumar ou 1-3 dias após a data planeada para deixar de fumar): Chamada 4 (chamada de acompanhamento da data de desistência feita por um conselheiro 3-7 dias após a data de desistência planeada); e Chamada 5 (chamada de apoio contínuo feita por um conselheiro cerca de 1-3 semanas após a chamada de acompanhamento da data de desistência). A linha de apoio à cessação do tabagismo será alargada de forma faseada, a fim de prestar serviços de cessação do tabagismo em várias línguas locais/vernáculas em todo o país. A Índia é também pioneira na região na integração de "conselhos breves" para a cessação do tabagismo no tratamento de doentes com tuberculose registados ao abrigo do Programa Nacional Revisto de Controlo da Tuberculose (RNTCP) e que são consumidores de tabaco. Foi realizado um estudo de intervenção no distrito de Vadodara, Gujarat, para promover a cessação do tabagismo através da integração de "conselhos breves para a cessação do tabagismo no tratamento de doentes com tuberculose que eram consumidores de tabaco, incluindo os utilizadores de SLT, e registados ao abrigo do RNTCP. O aconselhamento breve sobre a cessação do tabagismo demora menos de 3 minutos e consiste em cinco "A": perguntar se o doente consome tabaco sob qualquer forma; aconselhar sobre como deixar de fumar; avaliar a disponibilidade para deixar de consumir tabaco; prestar assistência com aconselhamento e tratamento adequado; e organizar o acompanhamento. O estudo mostrou que, com uma monitorização cuidadosa, é possível introduzir a estratégia de aconselhamento breve como uma intervenção rentável para a SLT em doentes tuberculosos.[38]

CESSAÇÃO DO TABAGISMO NA REGIÃO DO SUDESTE ASIÁTICO

A Região do Sudeste Asiático da Organização Mundial de Saúde (OMS) é constituída por 11 países. Seis deles estão geograficamente localizados no Sul da Ásia: Índia, Bangladesh, Nepal, Butão, Srilanka e Maldivas. Quatro estão situados no Sudeste Asiático: Tailândia, Myanmar, Indonésia e Timor-Leste. A República Popular Democrática da Coreia (RPDC; Coreia do Norte) também faz parte desta região da OMS. Mais de 1,8 mil milhões de pessoas vivem nos países do Sudeste Asiático. Embora os países da Região do Sudeste Asiático compreendam apenas 5% da superfície mundial, cerca de 26% da população mundial vive neles. Cinco países representam quase 96% da população total da região do Sudeste Asiático: Índia, Indonésia, Bangladesh, Tailândia e Myanmar. A taxa média anual de crescimento da população desta região é de cerca de 1,4% e cerca de dois terços a três quartos da população são rurais, com exceção da Coreia do Norte, que é 60% urbana, pelo que a região é caracterizada por grandes populações rurais. Alguns dos maiores produtores mundiais de tabaco são os países do Sudeste Asiático, como a Índia, a Indonésia, a Tailândia, a Coreia e o Bangladesh.

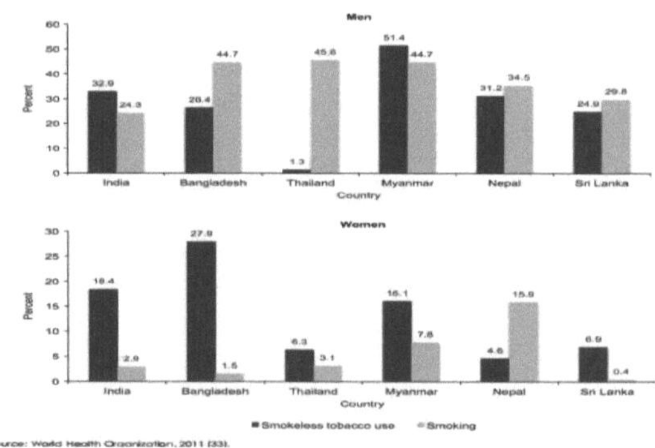

Figura 4. Prevalência do consumo atual de tabaco fumado versus consumo atual de tabaco sem combustão entre homens e mulheres em seis países da região do Sudeste Asiático, 2006-2009

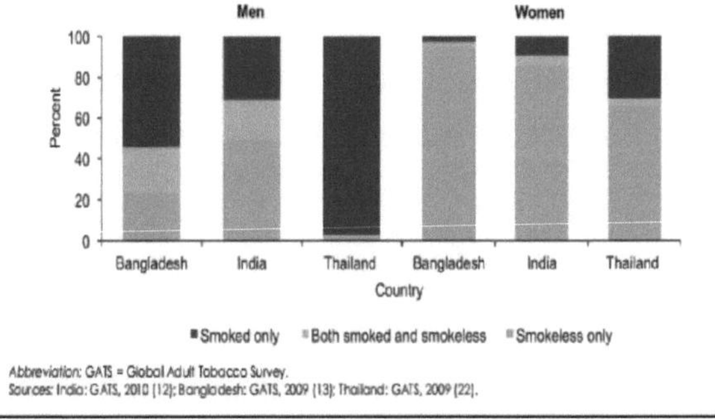

Figura.5 Percentagem de consumo duplo, apenas de tabaco para fumar e apenas de tabaco sem combustão entre os consumidores adultos de tabaco, por sexo e país, GATS 2009-2010

As informações sobre a utilização de produtos fumados e de produtos sem combustão, ou dupla utilização, estão disponíveis no GATS para o Bangladesh, a Índia e a Tailândia. Na Índia, 15,4% dos consumidores de tabaco - 42,3 milhões de pessoas - consomem simultaneamente tabaco sem combustão e tabaco fumado. No Bangladesh, cerca de um quinto (22,4%) dos homens consumidores de tabaco são consumidores duplos, em comparação com aproximadamente 19% na Índia e apenas 1% na Tailândia. Entre as mulheres consumidoras de tabaco no Bangladesh, Tailândia e Índia, apenas 2,5%, 3,3% e aproximadamente 5%, respetivamente, fumam e consomem tabaco sem combustão.[39]

O tabaco é atualmente uma das maiores ameaças à saúde mundial. O consumo de tabaco, tanto de tabaco de fumar como de tabaco sem combustão, está associado a um risco acrescido de doenças crónicas e terminais. Estas incluem doenças periodontais, cancros da boca e da faringe, enfarte do miocárdio, acidente vascular cerebral, disfunção erétil e problemas na gravidez, incluindo nados-mortos e baixo peso à nascença. O tabaco para fumar é um vício para milhões de pessoas em todo o mundo, e a investigação indica um aumento do seu consumo por jovens em muitos países. O consumo de tabaco para mascar envolve a mastigação de tabaco, muitas vezes juntamente com betel quid (folha de bétel, arecanut, lima e catechu), e este é um dos vícios mais comuns em todo o mundo, particularmente na região do Sudeste Asiático. Os 11 países da região do Sudeste Asiático têm mais de 290 milhões de utilizadores de SLT, o que representa quase 80% do número global. O número de utilizadores de SLT é superior ao número estimado de fumadores na região. Em muitos países, enquanto a prevalência do tabagismo está a diminuir, a utilização de SLT está a aumentar. A heterogeneidade dos produtos SLT tradicionais e feitos por medida na Região constitui um desafio adicional à sua regulamentação e ensaio. O consumo de SLT tem o potencial de se tornar uma ameaça global de proporções maciças com base na sua estratégia de marketing agressiva, embalagem atractiva, aromatização e acessibilidade. Na sua quarta sessão, em novembro de 2010, a Conferência das Partes (COP) da Convenção-Quadro da Organização Mundial de Saúde para o Controlo do Tabaco (CQCT da OMS) adoptou orientações para a aplicação do artigo 14.º da Convenção sobre "Medidas de redução da procura relativas à dependência e à cessação do tabagismo" (decisão FCTC/COP4):

Reforçar ou criar uma infraestrutura sustentável que motive as tentativas de deixar de consumir tabaco, garantir um amplo acesso ao apoio aos utilizadores de tabaco que desejem deixar de fumar e fornecer recursos sustentáveis para garantir a disponibilidade desse apoio;

–Identificar as medidas essenciais e eficazes necessárias para promover a cessação tabágica e integrar o tratamento da dependência do tabaco nos programas nacionais de controlo do tabaco e nos sistemas de saúde;

-Convidar as partes a partilharem experiências e a colaborarem para facilitar o desenvolvimento ou o reforço do apoio à cessação tabágica e ao tratamento da dependência do tabaco.

Infelizmente, a cessação tabágica continua a ser um ponto fraco no controlo do tabaco na região do Sudeste Asiático. Embora existam provas científicas claras de que as intervenções de cessação do tabagismo são medidas de saúde pública altamente rentáveis, os países da região não conseguiram, até agora, dar prioridade a esta questão de forma optimizada. Este facto assume maior importância no caso das iniciativas de cessação de SLT, que devem ter em conta um conjunto complexo de factores na região, como a cultura, a religião, o sexo, a idade, os antecedentes educativos, o estatuto socioeconómico e as necessidades especiais de cessação dos utilizadores de SLT.

As capacidades de saúde existentes nos cinco países são insuficientes para responder às actuais exigências da cessação tabágica. A lacuna é ainda mais acentuada se considerarmos exclusivamente a dinâmica procura-oferta da cessação dos SLT. Para ultrapassar os obstáculos à prestação de serviços de cessação do tabagismo até à última milha na Região, os cuidados de saúde primários têm de desempenhar um papel decisivo. No entanto, as práticas e os métodos actuais de cessação dos TSL utilizados pelos prestadores de cuidados de saúde não estão em sintonia com as melhores práticas mundiais. O Bangladesh, Myanmar e o Nepal não dispõem de directrizes técnicas nacionais para a gestão da dependência do tabaco. Os serviços de cessação tabágica não são oferecidos pelos sistemas de saúde pública nestes países. A terapia de substituição da nicotina não é oferecida no âmbito dos seus programas de saúde pública. Não foram feitas tentativas institucionalizadas para integrar os serviços de cessação tabágica nos cuidados de saúde primários. Há um esforço mínimo a nível nacional ou subnacional para envolver as organizações da sociedade civil (OSC) na cessação tabágica. A integração da cessação do tabagismo noutros programas de controlo de doenças e de saúde preventiva é da maior importância para a integração desta questão. No entanto, em nenhum destes países existe uma decisão política sobre um mecanismo de coordenação formal entre o controlo do tabaco e qualquer programa importante de saúde pública. A cessação tabágica não está formalmente incluída na formação de rotina para qualquer nível de pessoal de qualquer outro programa de saúde pública. Não existe um mecanismo de recolha sistemática de dados relacionados com o tabaco (despistagem do consumo de tabaco e do nível de dependência, aconselhamento para deixar de fumar, encaminhamento para cuidados de saúde e iniciação da cessação do tabagismo, resultados da cessação do tabagismo, etc.) entre os pacientes registados a partir do sistema de notificação existente de outros grandes programas de saúde pública. No entanto, no Bangladeche, o pessoal de saúde aconselha os doentes com tuberculose a deixarem de fumar, caso se verifique que são fumadores ou utilizadores de tabaco em pó. Mesmo assim, não existe qualquer disposição no sentido de encaminhar estes doentes para a farmacoterapia para os ajudar a deixar de fumar. O Butão dispõe de directrizes técnicas nacionais para a gestão da dependência do tabaco. O sistema de saúde pública oferece serviços limitados de cessação do tabagismo. A terapia de substituição da nicotina e o aconselhamento para deixar de fumar são oferecidos no âmbito do programa de saúde pública. Em certa medida, os serviços de cessação do tabagismo, incluindo a terapia de substituição da nicotina, foram integrados nos cuidados de saúde primários. Foram envidados esforços para ministrar formação sobre programas de cessação do tabagismo baseados na comunidade, incluindo a cessação da SLT, aos trabalhadores dos cuidados de saúde primários. No entanto, os esforços para envolver as organizações da sociedade civil na cessação do tabagismo são mínimos. Não existe no Butão uma política formal sobre qualquer mecanismo de coordenação entre o controlo do tabaco e qualquer programa importante de saúde pública. A cessação do tabagismo não está formalmente incluída na formação de rotina para qualquer nível de pessoal de qualquer outro programa de saúde pública. O pessoal de saúde aconselha os doentes com tuberculose a deixarem de fumar, caso se verifique que são fumadores ou utilizadores de tabaco em pó. No entanto, não existe qualquer disposição no sentido de encaminhar estes doentes para a farmacoterapia para os ajudar a deixar de fumar. Recentemente, foi criada no Butão uma linha de apoio ao abandono do tabaco para ajudar os fumadores e os utilizadores de SLT a deixarem de fumar. No Bangladesh, foi realizado um estudo numa clínica de hipertensão localizada na aldeia de Ekhlaspur, que corroborou o êxito de um simples aconselhamento para deixar de fumar em doentes hipertensos que eram consumidores de tabaco, incluindo os utilizadores de SLT. O consumo de tabaco e a hipertensão são comuns e coexistentes no Bangladesh. Este estudo foi realizado para avaliar se um breve aconselhamento por conselheiros não médicos durante as visitas de controlo para o tratamento da hipertensão poderia reduzir a prevalência do consumo de tabaco em adultos que vivem numa aldeia remota do Bangladesh. Os utilizadores de tabaco foram aconselhados durante 5 minutos a deixar de fumar em cada uma das cinco visitas (visita de entrada e quatro visitas de acompanhamento), de acordo com um folheto de cessação em bangla. Em todas as visitas foram registados dados sobre o consumo de tabaco, tanto fumado como não fumado. As mulheres representavam 75% do total de inquiridos. A prevalência do consumo de tabaco na primeira visita foi de 40,5%, tendo diminuído para 1,9% na quinta visita. O maior declínio observado deveu-se ao facto de o SLT ter deixado de fumar; a sua prevalência passou de 33,2% para 0,4%. Este estudo mostra que o rastreio da hipertensão constitui uma boa oportunidade para a cessação do tabagismo, em especial para a cessação do TSS, em contextos de cuidados de saúde a nível comunitário no Bangladesh.

As capacidades de saúde existentes nos países da região são grosseiramente inadequadas para responder às actuais exigências da cessação do tabagismo. Todos os países da região do Sudeste Asiático estão atrasados na aplicação do artigo 14º da CQCT-OMS relativo à cessação do tabagismo. Infelizmente, e como é compreensível, em comparação com a cessação do tabagismo, o fosso entre a procura e a oferta parece ser maior no caso da cessação dos TSS. A fim de fazer avançar esta agenda de forma realista, é imperativo que os países da região com elevada prevalência de consumo de tabaco com sabão em pó, como o Bangladeche, o Butão, a Índia, Myanmar e o Nepal, compreendam bem as complexidades e os desafios envolvidos na prestação de serviços eficazes de cessação do consumo de tabaco com sabão em pó e identifiquem prudentemente as oportunidades de ação futura. Os desafios e as oportunidades que se colocam no contexto da cessação do consumo de tabaco nos cinco países identificados da região do Sudeste Asiático podem ser classificados, em termos gerais, nas seguintes categorias interdependentes

Nestes países, os profissionais de saúde e os trabalhadores envolvidos na cessação do tabagismo não têm formação adequada. Dado que as necessidades de cessação da SLT são diferentes das necessidades de cessação do tabagismo, uma formação adequada em matéria de cessação da SLT seria a pedra angular do êxito futuro das iniciativas de cessação da SLT. À partida, todos os países deveriam dispor de directrizes técnicas nacionais para a gestão da dependência do tabaco. Atualmente, estas directrizes não existem no Bangladesh, em Myanmar e no Nepal. Idealmente, tal como nos Estados Unidos da América, deveria existir em cada um destes países um guia específico para deixar de fumar com o SLT. A isto deveria seguir-se o desenvolvimento de módulos de formação sobre a cessação do consumo de tabaco para diferentes categorias de profissionais e trabalhadores do sector da saúde. Tal como é prática nos países desenvolvidos, no que respeita à cessação do tabagismo, a chave é uma abordagem global. Devem ser elaborados manuais de formação separados sobre a cessação do tabagismo para todas as categorias de profissionais e trabalhadores que possam contribuir significativamente para o objetivo da cessação do tabagismo - incluindo, entre outros, médicos e dentistas, professores e profissionais de medicina complementar e alternativa (CAM). A tónica deve ser colocada no aconselhamento breve de um profissional de saúde ou de um profissional e no apoio comportamental presencial. A cessação de SLT deve ser incluída nos currículos das faculdades de medicina, medicina dentária e enfermagem em toda a região. A utilização de intervenções de tabaco assistidas pela Internet (WATI) e de módulos de formação baseados em aplicações para utilizadores de smartphones, ambos bem documentados na literatura publicada, deve ser explorada para a formação de profissionais e trabalhadores em matéria de cessação de SLT. As provas emergentes mostram que estas novas modalidades poderiam ser extremamente rentáveis para a formação de profissionais de saúde em contextos de cuidados primários e poderiam contribuir para a prestação de serviços de cessação de SLT na Região. Além disso, a cessação do consumo de tabaco com sabão deveria ser formalmente incluída na formação de rotina para qualquer nível de pessoal de todos os outros grandes programas de saúde pública, pelo menos nos países com elevada prevalência de consumo de tabaco com sabão. Falta de um ambiente propício Para que as iniciativas de cessação do consumo de SLT sejam bem sucedidas e sustentáveis, é importante criar um ambiente propício e eliminar diferentes barreiras. Permitir que os indivíduos façam escolhas saudáveis e adoptem comportamentos seguros é uma função essencial da legislação em matéria de saúde pública. No contexto da cessação do consumo de SLT na Região, os países devem tentar desnormalizar o consumo de SLT explorando e aplicando medidas legislativas e fiscais fortes para diminuir a acessibilidade e o preço dos SLT e dos produtos transformados à base de noz de areca. A estratégia de comercialização agressiva, a embalagem atractiva e a aromatização de uma infinidade destes produtos devem ser regulamentadas de forma eficaz. Um melhor ambiente regulamentar aumentaria a procura de serviços de cessação de SLT de qualidade. Simultaneamente, é importante comercializar de forma agressiva os serviços de cessação do consumo de tabaco com sabão na boca junto da comunidade. As estratégias de marketing inovadoras e rentáveis são fundamentais - utilizar os meios de comunicação social, imprimir o número da linha de apoio à cessação de fumar nas embalagens de todos os produtos SLT, mencionar o número da linha de apoio à cessação de fumar em todas as campanhas de controlo do tabaco nos meios de comunicação social, etc. As capacidades de saúde existentes no Bangladeche, Butão, Índia, Mianmar e Nepal são inadequadas para satisfazer a procura atual de cessação de fumar SLT nestes países. O presente estudo estabelece prioridades de ação específicas para estes países, a fim de fazer avançar a agenda da cessação dos TTS. Estas prioridades foram discutidas em pormenor nos capítulos anteriores e podem ser classificadas nas cinco categorias interdependentes seguintes, designadas por abordagem CATCH. (Ver Fig.50)

1. Adaptar e adotar as melhores práticas mundiais em matéria de cessação do tabagismo às necessidades especiais de cessação dos TLC, tendo em conta as barreiras regionais, ou seja, desenvolver intervenções de cessação dos TLC rentáveis, favoráveis ao género, cultural e linguisticamente adequadas, com base nas melhores práticas mundiais: a. Até que surjam novas evidências e melhores práticas na cessação de SLT na Região, adaptar as melhores práticas globais existentes na cessação do tabagismo com base nas necessidades especiais de cessação de SLT da Região, incluindo o estabelecimento de mTobaccoCessation e linhas de cessação do tabagismo no Bangladesh, Myanmar e Nepal; estabelecer mTobaccoCessation no Butão; e dar prioridade à integração de back-end, aumento de escala e maior adaptação de mTobaccoCessation e linha de cessação do tabagismo na Índia.

2. **Adquirir recursos:**

a. Destacar a cessação de fumar tabaco com sabão como uma prioridade de saúde pública. Em particular, incluir perguntas específicas sobre a cessação dos

TSS em todos os inquéritos representativos a nível nacional, como o GATS, o GYTS, o STEPS, o DHS, etc., para sublinhar a necessidade de cessação dos TSS.

b. Tomar medidas para converter as necessidades passivas de saúde pública em matéria de cessação de SLT em exigências activas dos utilizadores de SLT no sentido de obterem serviços de qualidade para a cessação de SLT, por exemplo, melhorar a literacia em matéria de saúde, educando a comunidade sobre os benefícios, tanto para a saúde como para a não saúde, e a viabilidade de deixar de consumir SLT, a fim de exercer uma pressão sustentada sobre os decisores políticos e os responsáveis pela aplicação da lei para que dêem prioridade à cessação de SLT na atribuição de recursos.

c. Tendo em conta os enormes benefícios para a saúde pública decorrentes da cessação da SLT, mobilizar recursos através da angariação de fundos junto de doadores locais e internacionais,
por exemplo, a angariação de fundos através da RSE na Índia.

3. Formar e reforçar as capacidades dos profissionais e dos trabalhadores:

a. Elaborar directrizes técnicas nacionais para a gestão da dependência do tabaco (inexistentes no Bangladesh, em Myanmar e no Nepal).

b. Desenvolver directrizes específicas para o abandono da SLT.

c. Desenvolver módulos de formação sobre a cessação de SLT para:

• Diferentes categorias de profissionais e trabalhadores da saúde pública;

• Todas as categorias de profissionais e trabalhadores que possam contribuir de forma significativa para o objetivo da cessação das SLT, incluindo, mas não se limitando a, médicos e dentistas, professores e praticantes de CAM; Estes módulos de formação devem seguir uma abordagem abrangente; a ênfase deve ser colocada no aconselhamento breve de um profissional de saúde ou de um profissional e no apoio presencial.

d. Incluir a cessação de SLT nos currículos das faculdades de medicina, medicina dentária e enfermagem.

e. Utilizar módulos de formação baseados em aplicações para utilizadores de telemóveis inteligentes ou WATIs para formar profissionais e trabalhadores sobre a cessação de SLT. Estas novas modalidades podem ser extremamente rentáveis para a formação de profissionais de saúde em contextos de cuidados primários e podem contribuir para a prestação de serviços de cessação de SLT até à última milha.

f. Incluir formalmente a cessação de SLT na formação de rotina para qualquer nível de pessoal de todos os outros grandes programas de saúde pública.

4. Criar um ambiente propício: a. Melhorar o ambiente regulamentar (para aumentar a procura de serviços de cessação de SLT de qualidade):

i. Desnormalizar o uso de SLT, explorando e aplicando medidas legislativas e fiscais fortes para diminuir a acessibilidade e o preço dos SLT e dos produtos transformados à base de amêndoa de castanha;

ii. Regulamentar eficazmente a estratégia de marketing agressiva, a embalagem atractiva e a aromatização de uma grande variedade de produtos SLT e de frutos de casca rija transformados.

b. Comercializar agressivamente os serviços de cessação de SLT entre a comunidade, utilizando estratégias de marketing inovadoras e económicas. Utilizar as redes sociais; imprimir números de linhas de apoio à cessação de fumar nas embalagens de todos os produtos SLT; mencionar o número da linha de apoio à cessação de fumar em todas as campanhas de controlo do tabaco nos meios de comunicação social, etc.

5. Obter o apoio de todas as partes interessadas:

a. Assegurar a participação e o apoio da comunidade (para quebrar as barreiras ligadas ao género e à cultura que impedem a cessação dos TSL). Em particular, chegar aos grupos populacionais desfavorecidos - os pobres, os analfabetos, as zonas rurais e os sectores marginalizados da sociedade.

b. Envolver os directores de segurança.

c. Recorrer ao apoio de investigadores e do meio académico para gerar novos dados e melhores práticas, por exemplo, o papel dos exercícios de ioga na cessação da SLT.

d. No sector da saúde, estabelecer mecanismos formais de coordenação entre a luta antitabaco e todos os outros grandes programas de saúde pública sobre a questão da cessação dos TAL (integrar a questão da cessação dos TAL).

i. Integrar um breve aconselhamento (cinco As) sobre a cessação de SLT nas intervenções destes programas;

ii. Recolher regularmente dados sobre a cessação de SLT entre os pacientes registados a partir do sistema de notificação existente destes programas.

e. Para além do sector da saúde:

i. Envolver o sector das telecomunicações na prestação de serviços de mTobaccoCessation e de linhas de apoio à cessação do tabagismo. Idealmente, estes dois serviços deveriam ser prestados através de um único balcão para maximizar a eficiência e a eficácia

ii. Envolver o Ministério da Educação e incluir a cessação de SLT nos currículos escolares e universitários aos níveis adequados;

iii. Procurar apoio informático para utilizar as WATI para dar formação e apoio social para a cessação de SLT;

iv. Recorrer a empresas de desenvolvimento de aplicações para desenvolver programas de cessação de SLT baseados em aplicações para utilizadores de smartphones, tendo em conta o acesso à Internet em zonas remotas, factores étnicos, níveis de literacia e relações custo-benefício.[38]

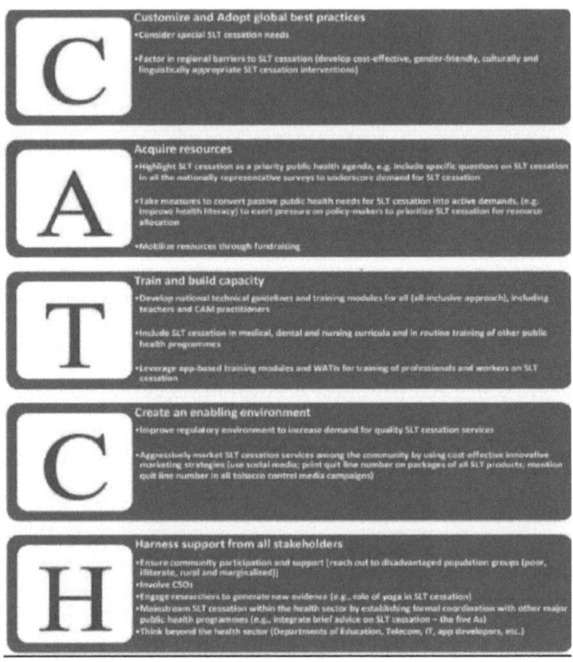

Figura 6 - A abordagem CATCH para a cessação de SLT na região do Sudeste Asiático

POLÍTICA DE CONTROLO DO TABACO NOS PAÍSES DESENVOLVIDOS

As políticas de controlo do tabaco contribuíram para uma diminuição drástica do tabagismo nos países desenvolvidos. As pessoas com perturbações mentais ou de consumo de substâncias, ou ambas, têm mais do dobro da probabilidade de fumar cigarros do que as pessoas sem essas perturbações e têm mais probabilidades de morrer devido a doenças relacionadas com o tabaco do que devido às suas condições de saúde comportamental. No entanto, muitas pessoas com problemas de saúde comportamental querem e são capazes de deixar de fumar, embora possam necessitar de um tratamento mais intensivo. A cessação do tabagismo reduz o risco de doenças relacionadas com o tabagismo e pode melhorar a saúde mental e os resultados da recuperação da toxicodependência e do álcool.[41]

Para avaliar as políticas e práticas relacionadas ao tabaco em instalações de tratamento de saúde mental e abuso de substâncias (ou seja, instalações de tratamento de saúde comportamental) nos Estados Unidos (incluindo Porto Rico), o CDC e a Administração de Serviços de Abuso de Substâncias e Saúde Mental (SAMHSA) analisaram dados da Pesquisa Nacional de Serviços de Saúde Mental de 2016 (N- MHSS) e a Pesquisa Nacional de Serviços de Tratamento de Abuso de Substâncias de 2016 (N-SSATS). Em 2016, entre as instalações de tratamento de saúde mental, 48,9% relataram a triagem de pacientes para o uso do tabaco, 37,6% ofereceram aconselhamento para a cessação do tabaco, 25,2% ofereceram terapia de reposição de nicotina (NRT), 21,5% ofereceram medicamentos não nicotínicos para a cessação do tabaco e 48,6% proibiram o fumo em todos os locais internos e externos (ou seja, campus livre de fumo). Em 2016, entre as instalações de tratamento da toxicodependência, 64,0% referiram rastrear os pacientes para o consumo de tabaco, 47,4% ofereceram aconselhamento para a cessação do tabaco, 26,2% ofereceram NRT, 20,3% ofereceram medicamentos para a cessação do tabaco sem nicotina e 34,5% tinham campus sem fumo.[42]

CESSAÇÃO DO TABAGISMO NOS PAÍSES DO MÉDIO ORIENTE

Infelizmente, em muitos países em desenvolvimento, incluindo a Síria, não existem normas de prática clínica para a cessação tabágica, pouco trabalho está a ser feito para desenvolver intervenções culturalmente adequadas e a transferibilidade de intervenções eficazes de países mais desenvolvidos não foi testada. Além disso, a maioria dos programas de cessação existentes não tem em conta os métodos regionais de consumo de tabaco. Por exemplo, na Síria e nos países do Médio Oriente, o uso do cachimbo de água ('narghile', também conhecido como 'hubble-bubble', 'sheesha' ou 'goza') está a crescer de forma alarmante, especialmente entre as mulheres e os jovens. Os utilizadores do narguilé afirmam que este está associado a menos riscos para a saúde do que os cigarros, porque o fumo é aspirado através da água. No entanto, os dados empíricos são poucos e geralmente não apoiam esta crença. Faltam programas eficazes de cessação do tabagismo no Médio Oriente e o desenvolvimento de um programa de cessação culturalmente sensível para fumadores que procuram tratamento é dificultado pela escassez de informação normalizada sobre o consumo e a dependência do tabaco nesta região. Começámos por considerar mais de 40 anos de dados de intervenção para a cessação tabágica nos EUA e noutras nações industrializadas. Foram feitas muitas tentativas em grande escala para desenvolver esforços eficazes de cessação do tabagismo numa variedade de contextos. Vários resultados consistentes foram amplamente observados e divulgados. Em primeiro lugar, a utilização de adjuvantes farmacológicos (por exemplo, NRT, bupropiona) é mais eficaz na promoção da cessação tabágica do que placebos ou controlos sem tratamento. Em segundo lugar, os programas comportamentais para promover a cessação do tabagismo são eficazes e, em geral, à medida que o tratamento comportamental se intensifica, as taxas de cessação do tabagismo melhoram. Em terceiro lugar, os programas farmacológicos/comportamentais combinados têm melhor sucesso a longo prazo na promoção da cessação do tabagismo do que qualquer uma das abordagens isoladamente. Os médicos e outros profissionais de cuidados primários são fontes extremamente credíveis de mensagens de promoção da saúde em geral e de promoção da cessação tabágica em particular.[42]

CESSAÇÃO DO TABAGISMO NOS PAÍSES AFRICANOS

O consumo de tabaco é a principal causa de mortes evitáveis no mundo (Organização Mundial de Saúde, 2008). Durante o século XX, a epidemia do tabaco contribuiu para um número estimado de 100 milhões de mortes em todo o mundo (Organização Mundial de Saúde, 2008). O consumo de tabaco continua a matar cerca de 6 milhões de pessoas todos os anos, incluindo aproximadamente 600 000 devido ao fumo passivo (Organização Mundial de Saúde, 2008; Eriksen et al., 2012). Se a tendência atual se mantiver, prevê-se que o consumo de tabaco mate mais de 8 milhões de pessoas por ano até 2030, com 80% destas mortes a ocorrerem em países de baixo ou médio rendimento (Organização Mundial de Saúde, 2008; Eriksen et al., 2012). O consumo de cigarros diminuiu significativamente nos países desenvolvidos; no entanto, está a aumentar nos países de baixo e médio rendimento (Drope, 2011). Muitos países da região africana têm uma prevalência relativamente baixa do consumo de cigarros em comparação com outras regiões da Organização Mundial de Saúde (OMS) (Eriksen et al., 2012). No entanto, as perspectivas de crescimento económico na Região, combinadas com a presença crescente de empresas multinacionais de tabaco e a comercialização de produtos, têm o potencial de aumentar o consumo de tabaco e as doenças e mortes relacionadas com o tabaco (Doku, 2010). Em resposta à epidemia global do tabaco, a maioria dos países comprometeu-se a cumprir as disposições da Convenção-Quadro da OMS para o Controlo do Tabaco (CQCT da OMS). A CQCT da OMS, que entrou em vigor em 2005, é o primeiro tratado global de saúde pública baseado em evidências para proteger as pessoas das consequências negativas do consumo de tabaco (Organização Mundial de Saúde, 2003; Organização Mundial de Saúde, 2015a). Na década desde que a CQCT da OMS foi introduzida, foram alcançados progressos constantes na implementação das disposições da CQCT da OMS em muitos países, incluindo o aumento dos impostos sobre o tabaco, a expansão das protecções contra o fumo do tabaco através de políticas antitabaco, a regulamentação dos aditivos nos produtos do tabaco, a proibição da exposição do tabaco nos pontos de venda, a introdução de grandes advertências de saúde nas embalagens e a utilização de tecnologias móveis e da Internet para promover a cessação tabágica (Organização Mundial de Saúde, 2014). Posteriormente, em 2008, a OMS introduziu as medidas MPOWER, que auxiliam na implementação, a nível nacional, de intervenções eficazes para reduzir a procura de tabaco contidas na CQCT da OMS (Organização Mundial de Saúde, 2015b). O pacote de políticas consiste nas seguintes medidas: M: monitorizar o consumo de tabaco; P: proteger as pessoas do fumo do tabaco; O: oferecer ajuda para deixar de consumir tabaco; W: alertar para os perigos do tabaco; E: aplicar proibições à publicidade e promoção do tabaco; R: aumentar os impostos sobre os produtos do tabaco. O pacote MPOWER de políticas e intervenções de controlo do tabaco tem sido utilizado eficazmente pelos países para planear, construir e avaliar o progresso no sentido da implementação das disposições da FCTC da OMS (Organização Mundial de Saúde, 2015b).O Artigo 14 da FCTC da OMS apela a que os países promovam a cessação tabágica e o tratamento da dependência do tabaco através de programas e serviços adequados. No entanto, muito poucos países de baixa ou média renda oferecem acesso adequado a serviços de cessação. De acordo com o   Relatório de 2015 da OMS, 20 países que oferecem aconselhamento para cessação ou terapia de substituição da nicotina cobrem os custos de pelo menos um destes serviços,4 16 países que oferecem aconselhamento para cessação ou terapia de substituição da nicotina não cobrem qualquer parte do custo destes serviços; e 10 dos 47 países da Região Africana da OMS não oferecem quaisquer programas de cessação. Por outro lado, dos 148 países das restantes 5 regiões da OMS, 24 países (16%) oferecem linhas nacionais de apoio à desabituação, e tanto a TSN como alguns serviços de desabituação são cobertos pelos custos, 86 países (58%) oferecem TSN e/ou alguns serviços de desabituação (pelo menos um deles é coberto pelos custos), 32 países (22%) têm TSN e/ou serviços de desabituação (nenhum deles é coberto pelos custos), e 6 países (4%) não oferecem qualquer programa de desabituação.[43]

CESSAÇÃO DO TABAGISMO NOS PAÍSES EUROPEUS

De acordo com o inquérito Eurobarómetro 458 de 2017, 24% das pessoas com idade igual ou superior a 15 anos na União Europeia (UE) fumavam cigarros diariamente. A maior prevalência do consumo de tabaco foi observada na Europa Central e Oriental (PECO). Todos os anos, cerca de 1,6 milhões de europeus morrem devido a doenças relacionadas com o tabagismo. O consumo de tabaco também afecta a economia da UE. Estima-se que, em 2009, o tabaco tenha reduzido a riqueza nacional em termos de produto interno bruto (PIB) em 4,6% do PIB da UE. A cessação do tabagismo é uma atividade fundamental, com benefícios tanto para os fumadores como para a sociedade, numa perspetiva de saúde pública. Deixar de fumar é benéfico para a saúde em qualquer idade; no entanto, deixar de fumar antes dos 40 anos reduz em cerca de 90% o risco de morte associado à continuação do tabagismo. Entre os fumadores actuais na UE, 54% já tinham tentado deixar de fumar. No entanto, apenas 15% dos fumadores tinham tentado deixar de fumar nos últimos 12 meses. A prevalência mais elevada de tentativas de cessação do tabagismo foi observada entre os adultos mais jovens e com um elevado nível de educação. O método mais eficaz para deixar de fumar é uma combinação de farmacoterapia para deixar de fumar e de apoio comportamental prestado por profissionais de saúde. Está provado que uma política global de controlo do tabaco, incluindo serviços de cessação tabágica, diminui a prevalência do consumo de produtos do tabaco. No entanto, uma análise das políticas de controlo do tabaco nos Estados-Membros da UE revelou lacunas na aplicação do controlo do tabaco em todos os países, especialmente em termos de prestação de serviços abrangentes de cessação do tabagismo . Nos últimos anos, os cigarros electrónicos (e-cigarros) foram comercializados como uma ferramenta eficaz para deixar de fumar. Entre 2012 e 2017, a proporção de fumadores actuais de tabaco na UE que já tinham tentado deixar de fumar utilizando cigarros electrónicos aumentou de 7,1% para 15,6%, respetivamente. No entanto, existe um debate científico sobre a eficácia da utilização de cigarros electrónicos como método de cessação do tabagismo.

Além disso, há poucos estudos que investigam a cessação do consumo de vaporizadores, com resultados inconsistentes. Os dados sobre a cessação do consumo de vaporizadores podem ser cruciais para compreender plenamente os comportamentos dos vaporizadores, especialmente entre os fumadores que mudaram dos cigarros para os cigarros electrónicos, e podem informar se o vaporizador é um passo seguinte para acabar com a dependência da nicotina ou uma substituição permanente. Em alguns casos, os fumadores convencionais podem utilizar o vaping como forma de deixar de fumar. No entanto, continua a ser importante estudar a cessação do tabagismo com vaporizador, uma vez que as provas relativas à utilização de cigarros electrónicos como método convencional de cessação do tabagismo são inconclusivas.

Devido ao elevado peso do consumo de tabaco nos PECO e à crescente popularidade dos cigarros electrónicos, especialmente entre os adolescentes e os jovens adultos, o nosso objetivo era:

(1) Estimar a frequência das tentativas de cessação entre fumadores e vapers;

(2) Estimar a frequência da vontade de deixar de fumar ou de consumir cigarros electrónicos entre os fumadores e os vapers, respetivamente;

(3) Identificar as características pessoais associadas às tentativas de cessação e à vontade de deixar de fumar entre jovens adultos fumadores de cigarros e utilizadores de cigarros electrónicos na Europa Central e Oriental. Os produtos para fumar convencionais e os cigarros electrónicos podem ser utilizados exclusivamente ou em combinação e estes diferentes grupos de utilizadores podem apresentar características únicas.[44]

REFERÊNCIAS

1) Bartsch AL, Härter M, Niedrich J, Brütt AL, Buchholz A. Uma revisão sistemática da literatura sobre o aconselhamento de cessação do tabagismo auto-relatado por médicos de cuidados primários.PLoS One. 2016;11(12):1-4.

2) Organização Mundial de Saúde.Toolkit for delivering the 5A's and 5R's brief tobacco interventions to TB patients in primary care.WHO tobacco cessation report series.Geneva,Switzerland :2014:p.12-28.

3) Murthy P, Saddichha S. Tobacco cessation services in India: recent developments and the need for expansion. Indian J Cancer.2010;47(1):69- 74.

4) Thankappan KR. Cessação do tabagismo na Índia: uma intervenção de saúde prioritária. Indian J Med Res. 2014;139(4):484-86.

5) Ministério da Saúde e do Bem-Estar Familiar da Índia. Directrizes nacionais para a cessação do tabagismo. Directrizes para o tratamento da dependência do tabaco.Nova Deli, Índia.2011:3-18

6) Dobe M, Sinha DN, Rahman K. Smokeless tobacco use and its implications in WHO South East Asia Region. Indian J Public Health. 2006;50(2):70-75.

7) Organização Mundial da Saúde. CATCH approach for smokeless tobacco cessation in the South-East Asia region.Relatório sobre lacunas, desafios e oportunidades para a cessação do tabaco sem fumo em cinco países da região do Sudeste Asiático.Genebra, Suíça:2018:p.22-39.

8) Warner KE, Mendez D. Tobacco control policy in developed countries: yesterday, today, and tomorrow (Política de controlo do tabaco nos países desenvolvidos: ontem, hoje e amanhã). Nicotine Tob Res. 2010;12(9):876-887.

9) Marynak K, VanFrank B, Tetlow S, Mahoney M, Phillips E, Jamal A.Intervenções de cessação do tabaco e políticas antitabaco em instalações de

tratamento de saúde mental e abuso de substâncias - Estados Unidos, 2016. Morb Mortal Wkly Rep. 2018 11 de maio;67(18):519-21.

10) Maziak W, Eissenberg T, Klesges RC, Keil U, Ward KD. Adaptação das intervenções de cessação tabágica para os países em desenvolvimento: um modelo para o Médio Oriente. Int J Tuberc Lung Dis. 2004;8(4):403-413.

11) Husain MJ, English LM, Ramanandraibe N. An overview of tobacco control and prevention policy status in Africa (Uma visão geral da situação da política de controlo e prevenção do tabaco em África). Prev Med. 2016;91(12):16- 22.

12) Jankowski M, Lawson JA, Shpakou A, et al. Smoking Cessation and Vaping Cessation Attempts among Cigarette Smokers and E-Cigarette Users in Central and Eastern Europe [Tentativas de cessação do tabagismo e de cessação da vaporização entre fumadores de cigarros e utilizadores de cigarros electrónicos na Europa Central e Oriental]. Int J Environ Res Public Health. 2019;17(1):28- 30.

ÍNDICE DE CONTEÚDOS

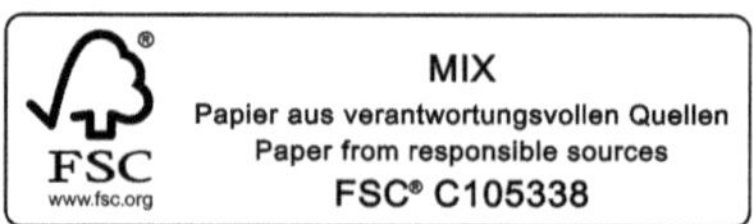

Printed by Books on Demand GmbH, Norderstedt / Germany